# DIETA PALEOLÍTICA COMPLETA PARA PRINCIPIANTES

ALIMENTOS PERMITIDOS Y BENEFICIOSOS, COMIDA PROHIBIDA, APRENDE LOS FUNDAMENTOS Y LA HISTORIA DE ESTE ESTILO DE ALIMENTACIÓN

Jessy M. Brown

Primera Edición

# Índice

## *Introducción: Una nueva realidad*

*Nos guste o no, la salud de nuestra sociedad es mala y está empeorando.*

A medida que la tecnología continúa desarrollándose, la conveniencia también lo hace y pedir comida es literalmente tan simple como pulsar un botón. Hace tiempo que se acabaron los días en que tenías que buscar tu propia comida, y mucho menos tener que conducir hasta un restaurante para ir a cenar.

Cocinar la cena parece cada vez menos atractivo cuando se compara con las comodidades de la comida y las opciones entre los comensales, servicios de catering, comida rápida y comida para llevar.

Según la Academia de Nutrición y Dietética, la diabetes es ahora la séptima causa principal de muerte, sólo en los Estados Unidos.

La diabetes tipo 2 ha ido en aumento debido a las malas elecciones de estilo de vida, como demasiada comida poco saludable y poco ejercicio. "Globesidad", un término acuñado por la Organización Mundial de la Salud para describir la epidemia mundial de obesidad, también es otro problema. Estas cifras siguen aumentando, al igual que los problemas de salud y las enfermedades asociadas.

A medida que los gobiernos y las comunidades locales empiezan a sentir el impacto de la obesidad, la diabetes, la hipertensión, etc., debido a la mala elección del estilo de vida, aumenta la concienciación.

Los alimentos baratos y procesados son tan fáciles de conseguir y abruman las estanterías de los supermercados. Tirar los trabajos de escritorio, los viajes largos o los desplazamientos y la electrónica en la mezcla, y hacemos un montón de sentarse alrededor y muy poco para quemar los alimentos procesados.

Los estadounidenses gastaron alrededor del veinticinco por ciento de sus ingresos netos en alimentos hace noventa años, según un estudio realizado por RAND sobre por qué los estadounidenses son tan gordos. En la actualidad, gastamos menos de 1.000 millones de euros en la construcción.

el diez por ciento de esos ingresos en alimentos. Pero ciertamente no estamos comiendo menos, estamos comiendo más, más insalubres y más baratos.

Pero quizás finalmente estamos viendo un punto de inflexión. En los últimos tres trimestres, McDonalds ha experimentado un descenso global de alrededor del 3,3% en las ventas, lo que tal vez sea indicativo de un menor consumo de comida rápida.

Con los medios de comunicación cubriendo la epidemia de obesidad y la salud y la calidad de vida cayendo en picado, algunas personas están empezando a ver la luz. Documentales como Fed Up están exponiendo las preocupaciones de los fabricantes de alimentos que se basan sólo en los beneficios y no en la salud, y cómo el azúcar añadida se encuentra en más del 80% de los alimentos de los supermercados.

Puede que estemos muy lejos de volver a "los buenos tiempos", donde la cena se hacía con lo que había en el jardín y los alimentos procesados eran casi desconocidos. Pero lo mejor que podemos hacer es informarnos sobre por qué las opciones saludables son las mejores para la salud y la calidad de vida a largo plazo.

A medida que la tecnología se desarrolle, nuestras opciones seguirán creciendo. Haciendo sabios, podemos ayudar a combatir y frenar esta epidemia en aumento.

Así que hoy quiero darles una rápida visión general para principiantes de una de las mejores opciones que pueden hacer con respecto a la salud en general y una forma natural de comer. La Dieta Paleo…No te preocupes si no sabes lo que es, en los próximos momentos descubrirás por qué ha sido una de las dietas más comentadas de los últimos tiempos.

Vamos a zambullirnos en...

## *Lo que realmente es la dieta paleolítica*

Si no sabes lo que es la dieta Paleo o no has oído hablar de ella antes, no te preocupes, en este primer capítulo vamos a explorar exactamente de qué se trata esta forma de comer.

En su esencia, Paleo es mucho más estilo de vida que una dieta. Un estilo de vida Paleo consiste en comer alimentos reales, enteros y naturales y evitar todos los alimentos procesados.

La dieta moderna es exactamente eso, es moderna. Los humanos comíamos al estilo Paleo desde el principio de los tiempos antes de comenzar la revolución agrícola, donde comenzamos a comer granos y alimentos a base de azúcar, así como alimentos procesados.

La idea detrás de Paleo es eliminar aquellos alimentos procesados, químicos, aceites vegetales y otras nuevas adiciones a la dieta moderna que pueden ser perjudiciales para nuestro estilo de vida, desde cómo nos movemos a nuestros niveles de energía hasta cómo nos sentimos a diario.

Durante todos esos años que comimos Paleo, los humanos fuimos cazadores y recolectores. Comían carne y frutas como las bayas cuando estaban en temporada. Lo que también significaba que se movían mucho y eran muy activos. Necesitaban ser fuertes y estar en forma para sobrevivir. Sus cuerpos fueron acondicionados para usar eficientemente la grasa como combustible y energía, no los carbohidratos.

Con el tiempo, la agricultura surgió y la dieta humana cambió drásticamente.

La Revolución Agrícola ocurrió hace unos 10.000 años e introdujo granos, como el trigo y el pan, en nuestra dieta.

La dieta moderna de hoy en día contiene cosas como cantidades significativas de gluten. El gluten era inexistente en el Paleolítico. Cosas como el trigo, el centeno, muchos cereales y la cebada, contienen gluten. Se ha reconocido que el gluten causa inflamación en el intestino y se le ha dado una atención generalizada a través de celebridades como Kelly Ripa, que han dejado de tomar gluten.

También se ha teorizado (no se ha comprobado) que el gluten podría jugar un papel en el aumento del riesgo de algunos tipos de cáncer, así como de enfermedades cardíacas.

Otro ingrediente en la dieta moderna que se relaciona con posibles problemas de salud es el de las lectinas. Las lectinas están presentes en los granos. Causan desgaste en nuestro tracto gastrointestinal, lo que hace que sea muy difícil de sanar.

No olvidemos el azúcar. El azúcar está en todas partes y en todas partes hoy en día. Hay que quemar el azúcar, pero otro aspecto de los tiempos modernos es el sedentarismo de la gente.

Todo el mundo se sienta. Se sientan en el trabajo, se sientan en el sofá a ver la televisión, se sientan en sus computadoras, se sientan a revisar los medios sociales y los mensajes de texto en sus teléfonos inteligentes. Las personas no se mueven como antes y por lo tanto no queman calorías como antes. Esto se convierte en un gran problema cuando se habla del consumo de azúcar.

En el Paleolítico, los humanos eran delgados, fuertes y en forma. Se mudaron, casi todo el día, todos los días. No cultivaban ni crecían cultivos. Como mencioné anteriormente, ellos cazaban y recolectaban. Siguieron la comida. No se sentaban a jugar en su Apple iStone Tablet. Si lo hicieran, se morirían de hambre.

Así que todo el azúcar que se consume en la dieta moderna, que es lo suficientemente mala, ni siquiera se quema debido a los estilos de vida sedentarios. Lo que significa picos de energía y choques, y problemas de salud relacionados como diabetes y problemas de presión arterial.

Uno de los grandes mitos que la dieta Paleo ha ayudado a disipar es la anticuada noción de que comer grasa te hace engordar.

Esto fue un gran problema cuando la moda de los carbohidratos comenzó en los años ochenta y todos estaban obsesionados con la cantidad de calorías de grasa que estaban comiendo. Casi todos los alimentos existentes terminaron con una versión baja en grasa o sin grasa. Pero la mayor parte de esa grasa fue reemplazada por azúcar!

La grasa es un nutriente crucial cuando se trata de nuestra salud. La grasa dietética es necesaria para un cuerpo óptimo, sano y que funcione bien. Son todos los productos químicos,

conservantes y azúcar añadida en
nuestras dietas que conducen al aumento
de peso, problemas de salud, problemas
de energía y más.

## *¿Que grasas debo comer si quiero estar mucho más saludable?*

El primer punto a tener en cuenta es que no todas las grasas son iguales. El segundo punto que vale la pena recordar es que usted no engorda por comer grasa. De hecho, usted debe consumir las grasas adecuadas para una buena salud. Las grasas lo hacen sentir feliz y le brindan una serie de beneficios tales como reducir el riesgo de cáncer, estimular su sistema inmunológico e incluso ayudarlo a perder peso.

*Sí! Necesitas comer grasa para perder grasa...* pero debes comer las grasas correctas.

El problema en estos días es que la

mayoría de las personas están consumiendo grasas no saludables que provienen de aceites hidrogenados. Muchas personas no son conscientes de lo insalubres que son los aceites vegetales que consumen. Los aceites se comercializan como saludables y se elaboran a partir de alimentos naturales como la soja, el maíz, etc.

En realidad, los aceites que han sido refinados o hidrogenados son extremadamente malos para el cuerpo humano y causan muchos problemas de salud.

La dieta paleo utiliza aceites en su estado natural. Los aceites no son blanqueados ni sometidos a procesos químicos que los hacen nocivos. Las grasas utilizadas en la dieta paleo no sólo son seguras sino que son extremadamente beneficiosas para el cuerpo.

Debido a que la dieta es pesada en carne, usted obtendrá una buena porción de grasas animales en su dieta. Se anima a las personas que hacen dietas paleo a que obtengan carnes alimentadas con pasto porque incluso los alimentos que las compañías comerciales alimentan a su ganado son perjudiciales. Comer carnes alimentadas con pasto asegurará que no se le transmitan efectos adversos.

Las grasas animales están perfectamente bien. Nuestros antepasados comieron mucha carne y nuestros cuerpos han evolucionado con el tiempo para comer carne y manipular grasa animal. Tenga la seguridad de que su nivel de colesterol no se disparará. Los estudios han demostrado que el colesterol dietético no causa colesterol alto en los seres humanos.

## Las verdaderas causas del colesterol alto

Los aceites hidrogenados se venden en los estantes de los supermercados. Grasas poco saludables que se encuentran en las galletas, la comida chatarra, la comida rápida, etc. Estos son los que causan los niveles de colesterol insalubres. No te preocupes! Ya que la dieta paleo no permite el consumo de estos artículos horribles, usted está seguro.

El aceite de coco es el aceite preferido en la dieta paleo. Al igual que el aceite de oliva es un alimento básico en la dieta mediterránea, el aceite de coco es el aceite básico en la dieta paleo. Contiene más del 90% de grasa saturada y cada pedacito es bueno para usted. El aceite de coco es estable a temperatura ambiente y se puede utilizar para cocinar. Contiene ácido láurico que se digiere fácilmente y ayuda a reforzar el sistema inmunológico.

Otra grasa saludable que se observa en la dieta paleo es el aceite de oliva. Este es un aceite muy saludable y ayuda a equilibrar los ácidos grasos omega-3 y omega-6 en el cuerpo. Esto lubricará sus articulaciones y prevendrá la inflamación en el cuerpo.

La mantequilla y el ghee son otras grasas que también se utilizan para preparar platos de paleo. Muchas personas que hacen dieta en paletas revuelven sus huevos por la mañana con mantequilla derretida.

La mantequilla no es un ingrediente estrictamente paleo, pero tiene muchos beneficios para la salud. Por lo tanto, si está dispuesto a ser un poco laxo, puede incluir mantequilla como parte de su dieta. Tiene muchos beneficios.

Estas son sólo algunas de las grasas de la dieta paleo. Hay otras grasas como el aceite de aguacate, etc. El punto que usted debe tomar de este artículo es que las grasas en la dieta paleo son perfectamente saludables.

Usted debe estar más preocupado con la comida normal que se vende comercialmente. Estos son los mayores culpables de la mayoría de los problemas de salud de la sociedad en estos días. Evite estos productos insalubres y vaya paleo. Realmente es un cambio de vida.

La dieta Paleo se conoce como la dieta del "hombre de las cavernas" porque es básicamente la dieta que se le pide comer.

La dieta de Paleo consiste principalmente en carne, pescado, pavo, pollo, frutas, verduras y nueces.

En general, Eating Paleo elimina los aspectos negativos de la dieta moderna, como el azúcar, las grasas trans y los conservantes, a la vez que nutre su cuerpo con vitaminas, minerales, proteínas y grasas saludables como los ácidos grasos esenciales. Esencial como en tu cuerpo los necesita! ¿Lo entiendes?

Bueno, eso es un resumen básico de lo que es la dieta Paleo, en la siguiente parte vamos a mirar a ir a la agricultura ecológica y después de que vamos a mirar a los alimentos aprobados Paleo.

## *La importancia de una alimentación 100% orgánica*

Parte de ser un consumidor informado y consciente es estar al tanto de los alimentos que compra y de sus beneficios e inconvenientes para la salud, especialmente si está pensando en adoptar la forma de comer Paleo.

Las palabras de moda circulan por el mundo de la alimentación saludable con tanta frecuencia que es difícil hacer un seguimiento de qué es qué y por qué, y lo "orgánico" no es ciertamente una excepción.

Camine en su típica tienda de comestibles diaria y lo más probable es que se tropiece con algunos pasillos etiquetados como "pasillo de alimentos saludables" u "pasillo orgánico". Suena bastante bien, ¿verdad?

Los estantes están llenos de artículos etiquetados como "natural", "crudo", "germinado" y "orgánico". Los precios son un poco altos, pero es el precio que pagas por la salud, ¿no?

El término orgánico se refiere a la forma en que se cultivan, cultivan, manipulan y procesan los productos agrícolas. El uso de fertilizantes naturales sobre los químicos y de insecticidas naturales sobre los sintéticos son dos maneras en las que los alimentos pueden ser cultivados y procesados para ser considerados orgánicos. La carne que se considera orgánica proviene de animales a los que se les dio alimento orgánico y no contiene antibióticos, hormonas de crecimiento o medicamentos.

## Etiquetado de los alimentos orgánicos

- 100% orgánico - completamente orgánico o hecho de todos los ingredientes orgánicos
- Orgánico - al menos 95% de ingredientes orgánicos
- Hecho con ingredientes orgánicos - 70% o más de ingredientes orgánicos

Es importante considerar el valor de comprar un artículo en particular en una variedad orgánica. Sólo porque los costos orgánicos sean mayores no significa necesariamente que valga la pena.

Organic.org tiene una lista de alimentos que ellos llaman la "docena sucia", que contienen los que tienen el nivel más alto de pesticidas y por lo tanto son mejor comprados orgánicos. También hay una lista de una docena de alimentos que usted puede comprar inorgánicos ("menos contaminados"). Esta guía es una gran referencia para sus viajes a la tienda de comestibles.

➢ *Agregar alimentos orgánicos a su dieta paleolítica*

Ahora que usted entiende lo que significa el término orgánico, ¿cuáles son algunas de las razones por las que debería empezar a añadir alimentos orgánicos en sus compras de comestibles si sigue una dieta Paleo?

- Más Nutritivo - Vitaminas, minerales, antioxidantes, flavonoides

-   Más seguro - Sin pesticidas, por lo general sin OGMs

-   Puro - No hay potenciadores de sabor, conservantes, contaminantes

Mientras que muchos argumentan que el precio de los alimentos orgánicos hace que sea imposible de pagar, hay maneras de hacer que se ajuste a su presupuesto.

-   Compre en los mercados de agricultores locales

-   Únase a una cooperativa orgánica

-   Comprar directamente a los agricultores

-   Compra al por mayor

-   Haga crecer su propio

-   Tienda en línea

Aquellos que son fanáticos de los

alimentos orgánicos creen que es más saludable y seguro de consumir que los alimentos no orgánicos cuando se sigue la dieta Paleo. Por otro lado, algunos argumentan que no hay manera de asegurar que lo que usted está comprando es verdaderamente orgánico, el factor principal es el consumo de estos alimentos sobre procesados.

## *Si quieres estar saludable... Debes de consumir esto...*

Alimentos que se pueden comer: (cubriremos esto con un poco más de detalle a continuación)

- Mantequilla
- Huevos
- Pescados y mariscos
- Fruta
- Hierbas y especias
- Carne
- Aceites naturales (aguacate, coco, oliva)
- Nueces (Semillas)
- Verduras

Granos, granos, granos (cebada, centeno, trigo) - Entre otras cosas contienen gluten. Evitar los granos significa no comer pan o pasta.

Azúcares (incluye jarabe de maíz de alta fructosa) - No refrescos, bebidas de frutas, helados, pasteles, dulces, etc. Los azúcares pueden promover el aumento de peso, provocar diabetes, colisiones energéticas y problemas de presión arterial, entre otros problemas de salud.

Legumbres - Esto significa que no hay frijoles ni lentejas.

Lácteos - Manténgase alejado de todos

los productos lácteos bajos en grasa. Si no tiene problemas para digerir los productos lácteos, puede estar bien consumir algunos productos lácteos ricos en grasa, como leche entera cruda y ciertos quesos, pero sólo en pequeñas cantidades.

Aceites vegetales hidrogenados (canola, maíz, semillas de algodón, soja, girasol, etc.) - Estos aceites causan niveles poco saludables de inflamación. ¿Y recuerdas los ácidos grasos esenciales mencionados anteriormente? Uno de los mayores problemas hoy en día es nuestra ingesta desequilibrada de ácidos grasos Omega-6 en comparación con los Omega-3. Un factor importante en esta ingesta desequilibrada son los altos niveles de ácidos grasos Omega-6 en estos aceites.

Margarina - la margarina fue creada como una alternativa "saludable" a la mantequilla. Resulta que la mantequilla es la opción más saludable. La mayoría de la margarina contiene altos niveles de grasas trans mortales.

Edulcorantes artificiales - cosas como acesulfamo de potasio, aspartamo, sacarina y sucralosa deben evitarse en la dieta Paleo.

La obesidad es una epidemia y muchos, muchos problemas de salud se han relacionado con la obesidad. La obesidad se ha relacionado con dietas altas en alimentos procesados, altas en carbohidratos procesados e ingesta excesiva de azúcar. Los problemas de salud potenciales incluyen enfermedades cardíacas, diabetes tipo 2, cáncer y apoplejía.

## *Alimentos aprobados*

¿Recuerda la lista anterior de alimentos aprobados? Estamos hablando de hamburguesas, bistec, cerdo, bisonte, cordero, pato, pavo, pollo y más! ¡Bacon, nena! El mundo es mejor con tocino!

Alimentado con hierba si puedes. Después de todo, la carne con un montón de químicos añadidos frustra el propósito de la dieta Paleo, ¿no crees?

Los mariscos incluyen pescados como el salmón, la trucha, los camarones, una variedad de mariscos, el eglefino y mucho más.

Puede comer muchas verduras como

zanahorias, brócoli, col rizada y tomate, así como cebollas y pimientos.

Las batatas, las batatas, los boniatos y las patatas asadas están en la lista de alimentos aprobados por Paleo. Esto incluye los nabos también.

Sí a los huevos también - hervido duro, hervido suave, revuelto, tortilla (sólo agregue algunas de esas verduras e incluso algo de la lista de carnes, si eso es lo que usted disfruta.

Las nueces y semillas aprobadas que usted puede comer son almendras, nueces, semillas de girasol, semillas de calabaza, avellanas, semillas de chía y nueces de macadamia también.

Una gran variedad de frutas se pueden

comer cuando se va a Paleo. En esta lista hay todo tipo de bayas (fresas, arándanos, moras, etc.), manzanas, naranjas, mangos y peras. Esto también incluye los aguacates, que es una fuente fantástica de vitaminas, minerales y grasas saludables que su cuerpo necesita.

Los aceites son una parte importante de la dieta del Paleo e incluyen la aceituna, el coco y el aguacate ya mencionados.

Finalmente, tenemos nuestras hierbas y especias. Hay algo aquí para que todos puedan darle sabor a su comida: sal marina, ajo, cúrcuma, menta, albahaca, romero y muchos otros pueden ser parte de su dieta diaria.

En la dieta Paleo o en la dieta "Cavernícola" encontrará alimentos aprobados ligeramente diferentes.

Algunos le dirán que está bien consumir ciertas cosas en cantidades limitadas. Esto incluye el vino tinto (la ciencia dice que el vino tinto tiene una variedad de beneficios para la salud), chocolate caliente con chocolate negro, y ciertos tés, como el té verde, que está lleno de poderosos antioxidantes que tienen muchos beneficios para la salud.

Los entusiastas de Hardcore Paleo te dirán que vayas a la agricultura ecológica tan a menudo como sea posible, que sólo comas carne alimentada con pasto y que consumas pescado sostenible capturado de forma silvestre. Si puedes hacer esto, genial, pero si no, no dejes que eso te detenga.

Seguir la dieta Paleo hará maravillas por usted, incluso si usted no va a hardcore orgánicos en todo el camino. Haz lo que puedas.

## *¿Que ejercicios hacer durante la dieta paleolítica?*

El ejercicio y la nutrición van de la mano. Si usted va a abrazar el estilo de vida Paleo, usted realmente debe considerar un régimen de ejercicio también. No tiene que ser una locura, como un programa de entrenamiento con pesas de un fisicoculturista profesional o el entrenamiento de un atleta de alto nivel.

De hecho, si todo lo que puedes reunir es una caminata de 30 minutos todos los días, eso es un gran problema. Uno de los mayores problemas de la vida moderna, es lo sedentarios que somos hoy en día. Muchas personas se sientan en un escritorio durante todo el día y luego se sientan en el sofá por la noche, por lo general con un teléfono inteligente, tableta o lap top, participando en sitios de medios sociales.

*Así que si puedes caminar todos los días durante media hora, ¡bien por ti! ¡Sigue así!*

Si quieres un poco más pero eres una de esas personas con las que REALMENTE luchas para mantener tus entrenamientos, olvídate de los complicados programas de ejercicios múltiples.

Empiece enfocándose en hacer de los ejercicios un hábito para que se conviertan en parte de su rutina de vida. Y la manera más fácil de hacer esto no es sólo hacer ejercicio a primera hora de la mañana, sino hacer que el ejercicio sea increíblemente sencillo.

¿Cómo lo haces tan simple que nunca te saltas un entrenamiento? Fácil! Tan pronto como se levante de la cama, ¡comience a hacer ejercicio! Esto puede ser tan simple como un ejercicio.

Aquí hay algunos ejemplos. (Ver demostraciones de ejercicios en Youtube si no está seguro)

Si no puede hacer 50 descansos rectos, tome descansos cuando lo necesite y mantenga un registro del tiempo que toma completar los 50 y trate de vencer esa cantidad la próxima vez que lo haga. O, inviértelo y hazlo

el peso corporal se pone en cuclillas durante 7 minutos, descansando cuando es necesario y llevando un registro de cuántas veces lo hace. La próxima vez, intenta hacer más en esos 7 minutos.

Usted podría hacer un ejercicio diferente cada día durante una semana y luego repetirlo.

**Tal vez así:**

- ✓ Lunes: Peso corporal en cuclillas
- ✓ Martes: Push Ups
- ✓ Miércoles: Burpees
- ✓ Jueves: Saltos
- ✓ Viernes: más saltos
- ✓ Sábado: Saltar la cuerda
- ✓ Domingo: Descanso dominical

Modifique los ejercicios para que se ajusten a sus necesidades. Si usted tiene problemas de rodilla o tiene sobrepeso severo o está fuera de forma, es posible que los burpees y los saltos no sean para usted. Eso está muy bien. Haga sentadillas normales en lugar de los burbujas. Haga saltos regulares en lugar de saltos.

¿No es lo suficientemente fuerte para las flexiones? Hazlo desde tus rodillas. O hágalo en una pared, con los pies a unos cuantos metros de distancia, de modo que tenga que apoyarse en la pared.

Si las flexiones son demasiado fáciles, haga una versión más difícil, como flexiones explosivas, flexiones de gonorrea o flexiones de araña.

Una vez que lo haya hecho durante unas semanas y el ejercicio se convierta en lo normal por la mañana, puede comenzar a hacer rutinas de ejercicios múltiples.

Otra opción sería concertar una cita con usted mismo. En lugar de tener un entrenamiento programado para el martes, usted debe tener una cita con usted mismo para hacer ejercicio el martes a las 6 pm. Será mucho más probable que mantengas este compromiso

## La dieta paleolítica, ¿es adecuado para mi familia?

Si eres alguien que está pensando en iniciar un plan de alimentación Paleo y te gustaría que toda la familia se uniera a la diversión, pero no sabes si es lo correcto o no, entonces no estás solo.

Esta pregunta se ha hecho muchas veces y en este capítulo intentaremos navegar a través de ella.

En primer lugar, antes de que te acerques a tu familia e intentes convencerla de que siga una dieta de paleo, debes tener en cuenta algunas cosas. En primer lugar, como hemos dicho, la dieta paleo no es una dieta fácil. Existen muchas restricciones como el no consumo de azúcar, alimentos procesados, aditivos artificiales, etc.

En segundo lugar, no es sólo una dieta. Es todo un cambio de estilo de vida. No podrás ir a una fiesta o reunión y comer lo que quieras porque no hay mucha gente que prepare la comida de acuerdo a los requerimientos del paleo. Incluso los restaurantes y las comidas caras; los establecimientos no podrán preparar alimentos de manera paleográfica. Eso básicamente significa que tendrás que llevar tu propia comida a una fiesta.

En tercer lugar, la mayoría de los alimentos reconfortantes se excluyen de la dieta paleo simplemente porque contienen azúcar, productos lácteos o algún ingrediente que no está permitido en la dieta paleo.

Entonces, ¿cómo vas a convencer a tu cónyuge y a tus hijos de que dejen de comer sus comidas favoritas y coman como cavernícolas?

El proceso en sí mismo puede parecer como si estuvieras en una convención de las Naciones Unidas tratando de conseguir que países opuestos firmen un acuerdo multilateral.

La mejor manera de hacerlo sería hacerlo por etapas. No intentes pasar de cero a paleo héroe de la noche a la mañana. Sí, es beneficioso y sí, es una excelente idea... pero tendrás que darle tiempo a tu familia para que se adapte, se adapte y se asimile.

En las etapas iniciales, haga de una comida una comida de paleo. Podría ser el desayuno. Deseche los cereales azucarados y la leche. Reemplácelas con tocino frito en aceite de coco, huevos revueltos y un vaso de jugo de fruta fresca. Obtenga un libro de recetas lleno de deliciosas recetas y tiente a los miembros de su familia con sabrosas comidas de paleo.

La clave es hacerles sentir que no están sacrificando comida deliciosa por una dieta paleo. Su emoción e interés, por contagiosos que sean, podrían no ser suficientes para convencer a su familia de que no se meta en esa bañera de helado de nueces de macadamia.

Además, trate de no sermonearse demasiado y no se pare en un pedestal de palacio y mueva la cabeza ante sus pobres elecciones de comida. Haga ejercicios de tolerancia y póngalos lentamente a su lado.

Por supuesto, tu familia puede decir: "¡Sí! Vamos a hacer la dieta paleo y comer hígado de ternera esta noche".... muy improbable, pero si esto sucede, bien por ti.

*De lo contrario, siga los consejos anteriores.*

Es una idea fantástica para conseguir que su familia en la dieta paleo porque es muy saludable. Usted será menos propenso a la obesidad, alergias, dolores y molestias, etc. A largo plazo, toda su familia se beneficiará de la dieta paleo.

Por lo tanto, vale la pena perseguirlo y persuadirlo. Tenga tolerancia o su cónyuge puede divorciarse de usted y le permite tener la custodia total de las patas de pollo y la cola de bisonte que están felizmente sentados en el congelador.

La clave para convencerlos será convertirse en un excelente cocinero. Invierta en un buen libro de recetas de paleo y perfeccione sus habilidades culinarias. Concéntrate en los postres. A la mayoría de las personas les resulta extremadamente difícil dejar los alimentos dulces.

No utilice la dieta paleo como muleta para cocinar platos desagradables. Es perfectamente posible preparar deliciosos platos de paleo. Una vez que puedes hacer eso, es la mitad de la batalla ganada.

*Trabaja en ti mismo*.... luego trabaja en tu familia. Hay muchas familias en la dieta

paleolítica. Este objetivo está al alcance
de la mano

## *Conclusión*

Felicitaciones por haber llegado al final de esta guía sobre la Dieta Paleolítica.

Te sorprenderá saber que la mayoría de las personas que empiezan algo nunca lo completan. Si usted ha llegado hasta aquí, definitivamente está interesado en la forma de comer de Paleo y todos los beneficios que ofrece.

Lo mejor que puede hacer es obtener la autorización de su médico y comenzar un programa de Paleo.

Tómate tu tiempo y progresa a tu propio ritmo. Esto no es una carrera. Cuanto más lo hagas, mejor lo harás y más sano estarás. Todo es cuestión de tiempo y práctica.

En esta última parte veremos los pasos prácticos para iniciar un estilo de vida Paleo a partir de hoy.

Comprender lo que se debe y lo que no se debe hacer para comer y lo que no se debe comer:

• ***Come:*** Nueces, vegetales, frutas, huevos, carnes orgánicas y de pasto, aceites saludables (coco, aguacate, aceituna, etc.), pescado y mariscos.

• ***No comas:*** Alimentos procesados, lácteos (mantequilla, yogur, queso, leche), granos de cereales, legumbres (frijoles, guisantes), cacahuetes y mantequilla de cacahuete, azúcar refinada, patatas, aceites vegetales refinados, caramelos, edulcorantes artificiales, verduras almidonadas (patatas, ñame, etc.).

### *Hazlo a largo plazo:*

Los resultados duraderos suceden cuando usted se aferra a algo permanentemente. Eso no significa que de vez en cuando no te encuentres tomando una taza de leche con una Oreo. Pero entrar en un cambio de dieta con la mentalidad de que los cambios son permanentes y duraderos es la clave del éxito.

Recuerda que esto no es una carrera. Puede tomar un tiempo recordar qué alimentos incorporar y a qué alimentos renunciar.

### *Haz una limpieza en tu cocina:*

Enfrentémoslo. La caja de galletas en su armario claramente no volará dentro del mundo de Paleo. Pero si están ahí, es probable que te los comas. Lo mismo ocurre con la mantequilla, los cacahuetes, las patatas. Para evitar tentaciones cada vez que abras la puerta del gabinete, vas a tener que tirar algunas de esas cosas. Dáselo a un vecino, a un amigo o al banco de alimentos local.

### *Asegúrese de entender su razonamiento:*

A menudo leemos sobre una nueva dieta o ejercicio y estamos tan entusiasmados, que sólo queremos sumergirnos porque el nombre suena impresionante! Pero para mantener nuestra motivación a largo plazo, es importante entender por qué estás eligiendo empezar algo.

¿Estás buceando en Paleo porque tu amigo lo hizo, porque quieres sentirte mejor o porque quieres perder peso? Cualquiera que sea tu razonamiento, asegúrate de que sea uno en el que realmente creas.

> ***Practicar el perdón***

Aparte del hecho de que esta es una regla general impresionante para la vida, nos recuerda que no somos perfectos. De vez en cuando podemos querer una golosina (léase: algo que no esté en la lista de "comer" de Paleo).

Algunas personas se permiten tratar de

vez en cuando -algunas lo hacen de forma programada, otras a medida que la vida se va deshaciendo de las cosas. A pesar de todo, no te castigues por "deslizarte". ¡Somos humanos después de todo!

> ### *Haz tus deberes*

Si usted es un adicto a los restaurantes y está llorando por la mera idea de renunciar a su diversión de los viernes por la noche, espere un minuto. Revise los menús de los lugares que frecuenta y vea cómo puede hacer que las selecciones de alimentos se ajusten a los "requisitos" de Paleo. O, si hay un plato sin el cual no puedes vivir, planea hacer trampa en el restaurante que lo sirve.

Tomar la decisión de vivir una vida más saludable es impresionante y admirable, ya sea que Paleo termine siendo la ruta para ti o no. Al comer los alimentos que comieron nuestros antepasados, en lugar de llenar nuestros estómagos con todo lo que llevaban, podemos estar seguros de que vamos por un camino de vidas más sanas y felices.

*"Que la comida sea tu medicina, y la medicina tu comida"*

\- Hipócrates

Ahora sí, te deseo lo mejor en tus resultados, y recuerda, todo es práctica; no te sirve de nada la teoría sin acción. Lleva a la vida real todo lo que aprendes.

Un fuerte abrazo, tu amiga, Jessy!

Por cierto, cuando logres conseguir tus resultados poco a poco, te recomiendo mucho, si deseas aprender mucho más acerca de metodos de bajar de peso, mi libro, sobre "COMO HACER LA DIETA CETOGÉNICA SIN DEJAR DE COMER", es un libro que estoy segura de que te ayudara mucho en tu camino de la "buena salud".  Sin más dilación, puedes encontrarlo en el buscador de Amazon, como: "como hacer la dieta cetogénica sin dejar de comer" ó buscando mi nombre, como: "Jessy M. Brown"... Una vez más te deseo éxito en tus resultados!